BEI GRIN MACHT SICH IHR WISSEN BEZAHLT

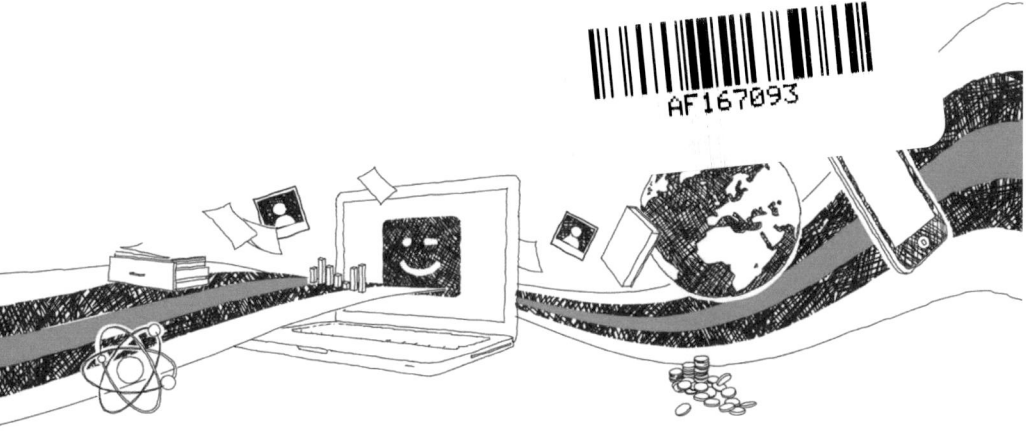

AF167093

- Wir veröffentlichen Ihre Hausarbeit,
  Bachelor- und Masterarbeit

- Ihr eigenes eBook und Buch -
  weltweit in allen wichtigen Shops

- Verdienen Sie an jedem Verkauf

Jetzt bei www.GRIN.com hochladen und kostenlos publizieren

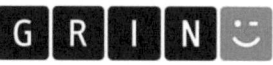

Das Läuferknie. Von den Ursachen bis zur Behandlung

Alexander Bürger

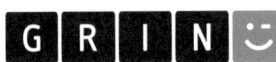

Bibliografische Information der Deutschen Nationalbibliothek:

Die Deutsche Nationalbibliothek verzeichnet diese Publikation in der Deutschen Nationalbibliografie; detaillierte bibliografische Daten sind im Internet über http://dnb.d-nb.de abrufbar.

ISBN: 9783346951540
Dieses Buch ist auch als E-Book erhältlich.

© GRIN Publishing GmbH
Trappentreustraße 1
80339 München

Druck und Bindung: Books on Demand GmbH, Norderstedt Germany
Gedruckt auf säurefreiem Papier aus verantwortungsvollen Quellen

Das Buch bei GRIN: https://www.grin.com/document/1402293

DIPLOMA Hochschule

Private Fachhochschule Nordhessen

Studiengang: Naturheilkunde und komplementäre Heilverfahren

Referat - Modul Bewegungsapparat

Thema: Das Läuferknie

Vorgelegt von: Alexander Bürger

Studienzentrum::   Prichsenstadt / Laub

Studiengang: BNH 10/21 VZ PR01

Abgabedatum: 09.04.2022

Inhaltsverzeichnis

Abbildungsverzeichnis II

Abkürzungsverzeichnis III

1   Einleitung 1

2   Das Läuferknie – von den Ursachen bis zur Behandlung 1

2.1   Terminologie und Anatomie 2

2.2   Ätiologie, Symptomatik und Diagnostik 4

2.3   Behandlungsmethoden 7

3   Fazit und Ausblick 10

Literaturverzeichnis 11

Abbildungsverzeichnis

ABBILDUNG 1: LATERALE ANSICHT AUF DEN TRACTUS ILIOTIBIALIS (PABST & PUTZ, 2000) 3

Abkürzungsverzeichnis

Bzw.	beziehungsweise
ITB	Iliotibiales Band
ITBS	Iliotibiales Band Syndrom
M.	Musculus
MRT	Magnetresonanztomographie
z.B.	zum Beispiel

1 Einleitung

Laufen ist unter Sportlern sehr beliebt, da es verschiedenen Krankheiten vorbeugt und sogar zur Erhöhung der Lebenserwartung beiträgt. (o.A., 2010) Dennoch können auch negative Effekte wie Überlastungserscheinungen und verschiedene Verletzungen auftreten. Entsprechende Pathologien sind abhängig von der individuell bevorzugten Laufdistanz. Während Kurzstreckenläufer überwiegend Tendopathien (Sehnenentzündungen) aufweisen, entstehen bei Mittelstreckenläufern häufiger Schmerzen in der Hüfte oder im Rücken. Bei Langstreckenläufern treten hingegen vermehrt Verletzungen der unteren Extremitäten, mit einer Prädominanz der Knieverletzungen, auf. (Schueller-Weidekamm, 2010, S. 444)

Eines der vorrangigen Verletzungen unter Läufern ist das sogenannte Läuferknie. (Hutterer, 2018) Die erste Studie dazu, geht auf das Jahr 1975 zurück und wurde von J.W. RENNE durchgeführt. Im Rahmen der Untersuchung von Verletzungen bei militärischen Übungen, stellt er eine Häufigkeit von Schmerzleiden im Knie der Teilnehmenden fest. (Baker et al., 2011, S. 551)
Die bestehende Relevanz des Läuferknies in der Sportmedizin wird auch durch die Thematisierung bei dem Kongress der Freiburger Knorpeltagen 2018 deutlich. (Knisel, 2018)
Die vorliegende Arbeit gibt nun einen Einblick in den aktuellen wissenschaftlichen Stand zur Entstehung, zum Krankheitsbild und den Behandlungsmethoden des sogenannten Läuferknies.

2 Das Läuferknie – von den Ursachen bis zur Behandlung

Zu Beginn des Kapitels werden die Terminologie und die anatomischen Grundlagen des Läuferknies beschrieben. Der zweite Teil des Kapitels befasst sich mit den Krankheitsursachen sowie der Symptomatik und geht über in die Vorstellung von Testverfahren für eine zuverlässige Diagnose. Der letzte Teil des Kapitels beschreibt schulmedizinische und naturheilkundliche Behandlungsmethoden.

2.1 Terminologie und Anatomie

Der Begriff „Läuferknie" beschreibt umgangssprachlich eine auftretenden Schmerz im lateralen Knie, welcher durch monotone Bewegungen wie z.b. beim Laufen auftritt. In der Fachsprache wird das Läuferknie als Iliotibiales Bandsyndrom (kurz: ITBS) und als Tractus-iliotibialis-Syndrom oder lediglich Tractus-Syndrom bezeichnet. (Hutterer, 2018)

Die Begrifflichkeit beschreibt bereits die anatomische Lage und die Beschaffenheit der betroffenen Muskulatur. Tractus-iliotibialis-Syndrom setzt sich aus mehreren Wortbestandteilen zusammen. Als ‚Tractus‘ wird ein besonders langer Muskelstrang bezeichnet. (Schulze & Donalies, 2008, S. 46) Der zusammengesetzte Begriff aus ilio- und tibialis beschreibt seine Lage, vom Darmbein zum Schienbein verlaufend. (Schulze & Donalies, 2008, S. 46) Ein Syndrom stellt eine Vielzahl von Symptomen (Krankheitszeichen) dar, welche charakteristisch für ein Krankheitsbild sind, jedoch durch unterschiedliche Auslöser entstehen können. (Bierbach et al., 2019, S. 94)

Histologisch handelt es sich beim iliotibialen Band (kurz: ITB) um einen aponeurotischen (flächenhaften) Sehnenstreifen. (Fredericson & Wolf, 2005, S. 452–453) Sehnen werden dem Binde- und Stützgewebe des menschlichen Körpers zugeordnet. Sie sind die strangartigen Fortsätze des bindegewebigen Hüllsystems des Muskels (Schiebler & Korf, 2007, S. 169) und stellen die Verbindungen zwischen Muskeln und Knochen dar. (Bierbach et al., 2019, 288 ff.) Zur Anpassung an die spezifischen Aufgaben sind Muskeln und Sehnen im Körper unterschiedlich in Größe und Form. Die Sehnen bestehen aus parallel gebündelten und in Zugrichtung angeordneten Kollagenfasern, die eine besondere Zugfestigkeit und geringe Dehnbarkeit besitzen. (Schiebler & Korf, 2007, S. 168)

Die anatomische Lage des Iliotibialen Bandes (ITB) ist in den unteren Extremitäten. Der Ursprung ist an der Crista iliaca (Knochenleiste am Darmbein). Etwa auf gleicher Höhe anterior (weiter vorne gelegen) ist das ITB zudem mit dem Musculus (M.) tensor fasciae latae, der seinen Ursprung ebenfalls an der Crista iliaca hat und posterior (weiter hinten gelegen) mit dem M. gluteus maximus verbunden. Nach distal (weiter vom Rumpf entfernt) zieht das ITB über den Trochanter major (großen Rollhügel) und den Epicondylus[1] lateralis femur bis zum Condylus[2] lateralis tibiae. Der Knochenansatz an der Tibia (Schienbein) ist das Tuberculum Gerdyi. Zuvor teilt sich das ITB und setzt zudem am lateralen Rand der Patella an, dem lateralen Retinaculum. (Fredericson & Wolf, 2005, S. 452–453)

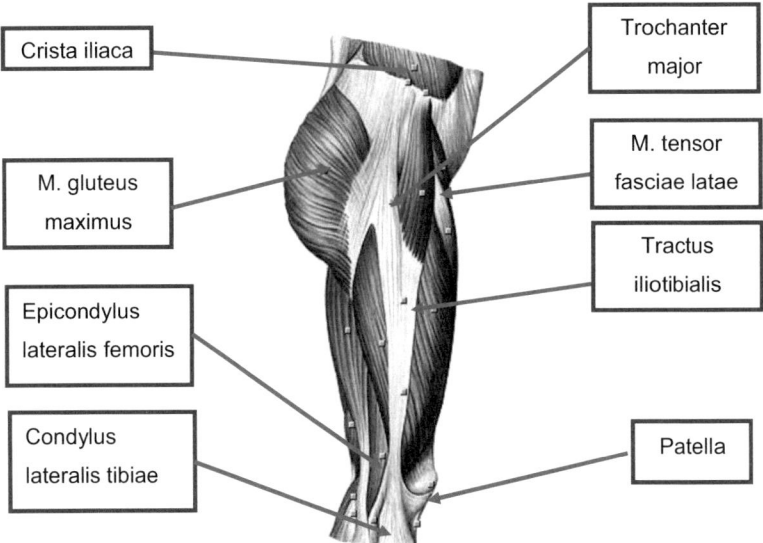

Abbildung 1: eigene Darstellung in Anlehnung an: Laterale Ansicht auf den Tractus iliotibialis (Pabst & Putz, 2000)

---

[1] Epicondylus beschreibt einen Knochenfortsatz, der dem Muskel als Ansatz dient, jedoch nicht an der Gelenkbildung beteiligt ist (Schulze und Donalies, 2008, S. 33)
[2] Condylus beschreibt einen Gelenkfortsatz oder eine Gelenkfläche, die zudem als tragender Knochenteil fungiert (Schulze und Donalies, 2008, S. 21)

Durch die Anatomie und Beschaffenheit des ITB dient das Band als unabhängiger Stabilisator des Knies nach lateral und verstärkt zudem die Belastbarkeit des Oberschenkels. Eine ergänzende Stabilisation ist erforderlich, da das Knie über keine Knochensicherung verfügt. (Baker et al., 2011, S. 551–552) (Schiebler & Korf, 2007, S. 544)

Nachdem die erforderlichen anatomischen Grundlagen des ITB beschrieben wurden, liegt der Schwerpunkt im folgenden Teil auf der Krankheitsentstehung, den Symptomen sowie der Diagnostik des Tractus Syndroms.

2.2 Ätiologie, Symptomatik und Diagnostik

Das ITBS zählt mit 7 – 14 % zu den häufigsten Verletzungen der unteren Extremitäten bei Läufern (Shamus & Shamus, 2015, S. 380). FREDERICSON et.al. (2005) zufolge fördern solche Trainingsfaktoren die Entstehung des ITBS, die eine besondere mechanische Belastung für den Tractus darstellen. Darunter zählen exzessive monotone Laufbewegungen, eine spontane Erhöhung der Trainingsintensität oder auch bestimmte Beanspruchungen, wie beim Bergablaufen. (Fredericson & Wolf, 2005, S. 453)
HUTTER (2018) beschreibt weitere Faktoren, welche die Entstehung begünstigen. Zum einen werden kinematische Aspekte genannt, die im Zusammenhang mit einer ausgeprägten Schwäche der beteiligten Muskulatur einhergehen. Vermutet werde beispielsweise ein Zusammenhang mit der Hüftadduktion, einer Schwäche der Hüftabduktoren oder einer vermehrten bzw. verringerten Hüftinnenrotation. Dennoch sind ihm zufolge die Ergebnisse bisheriger Untersuchungen nicht eindeutig. Zum anderen nennt er morphologische Aspekte, die eine außergewöhnliche Belastung für Hüfte und Knie erzeugen. Darunter zählt ein Beckenschiefstand, eine Beinlängendifferenz, ein prominenter Epicondylus lateralis femoris oder Trochanter major. Ebenso könnte eine Erhöhung von Trainingsumfang und -intensität, wie auch die Änderung des Schuhwerks bzw. der Fußeinlagen oder die Änderung des Laufuntergrundes Auslöser sein. (Hutterer, 2018, S. 2)

Obwohl mehrere Studien bereits verschiedene Faktoren identifiziert haben, sind die Ursache sowie die pathologischen Vorgänge des ITBS bislang nicht eindeutig geklärt. Es bestehen unterschiedliche Erklärungsansätze zur Entstehung des Tractus Syndroms. (Hutterer, 2018, S. 2) Einerseits wird die Ursache für das Tractus Syndrom in der Anatomie des iliotibialen Bandes (s. Kapitel 2.1) vermutet. Der Druckschmerz entstehe demnach durch die repetitive Reibung des ITB auf den lateralen Epicondylus lateralis femoris (o.A., 2010, S. 14), der bei ca. 30° Knieflexion den maximalen Druck erreiche (Baker et al., 2011, S. 552). Bei Belastungen entstehen somit in dieser Region große Reibungskräfte, welche auf gleicher Höhe zu einer Entzündung führen sollen. (Fredericson & Wolf, 2005, S. 453)

Andererseits kommen FAIRCLOUGH et al. (2006) und REUTER (2020) zum Ergebnis, dass die Ursache in einer Hyperkompression zwischen der ITB und dem Femurkondylus liegenden Fettschicht begründet ist. (Fairclough et al., 2006) (Reuter, 2020, S. 208) Eine Erklärung für die Entstehung der Hyperkompression ist bislang noch offen. OWEN (2020) hingegen stellt in einer weiteren Studie fest, dass eine erhöhte Steifigkeit und eine hohe Spannung des ITB sogar zu einer Linderung der Schmerzen führt. (Owen et al., 2020, S.18) Somit scheint die Hyperkompression zumindest nicht durch die Spannung oder Steifigkeit des ITB ausgelöst zu werden.

HUTTERER (2018) und OWEN (2020) vermuten die Ursache in einem Impingement über dem seitlichen Vorsprung des Epicondylus lateralis femoris, dass bei einer Kniebeugung von 20-30° entsteht. (Hutterer, 2018, S. 1) Ein Impingement beschreibt ein schmerzhaftes Einklemmen von Weichteilen zwischen einem Gelenkspalt. (Schwarz, 2022)

OWEN (2020) konkretisiert die Ursache dahingehend, dass das ITBS durch ein Einklemmen von subtendinösem Gewebe in den lateralen Kniegelenkspalt entsteht, welches sich aus einem dynamischen Knievalgus[3] ergibt. (Owen et al., 2020, S. 18)

---

[3] Der dynamische Knievalgus ist ein Bewegungsmuster, bei dem eine mediale Knieverschiebung über die Fuß-Oberschenkel-Linie beobachtet wird. (Wilczyński et al. 2020, S. 2)

Zusammenfassend sind mehrere Faktoren für die Entstehung des ITBS bekannt, jedoch bestehen mehrere Erklärungsansätze für die Ursache. Es erfordert demnach weitere Studien zur Klärung der Ätiologie.

Eindeutiger als die Ätiologie ist die Symptomatik des ITBS. Die Beschwerden entstehen während der Standbeinphase, auf der Außenseite des Kniegelenks im Bereich der Impingement-Zone, bei 25° bis 35° Kniegelenkflexion. (Reuter, 2020, S. 209) (Baker et al., 2011, S. 551) Der Schmerz tritt erst bei einer gewissen Laufdistanz ein und intensiviert unter weiterer Belastung. (Reuter, 2020, S. 210–211)

Die Patienten beschreiben den Schmerz als ein Brennen oder Stechen, der primär über dem lateralen Epicondylus des Femur oder dem Trochanter major, aber auch entlang des gesamten anatomischen Verlaufs des ITB auftreten kann. (Hutterer, 2018, S. 1)

Eine Chronifizierung liegt vor, wenn die Beschwerden länger als sechs Monate andauern. Der dauerhafte Reizzustand kann zu einem Hypertrophieren des Gewebes führen, wodurch die betroffene Stelle dabei dicker, die Friktion stärker und die mechanische Einschränkung stetig größer werden kann. (Hutterer, 2018, S. 3)

Die Diagnose des ITBS erfolgt durch die Anamnese und klinische Untersuchung. (Reuter, 2020, S. 210) Es bestehen verschiedene Diagnoseverfahren: der Noble-Test, der Ober-Test und die Laufanalyse. (Reuter, 2020, S. 210–211)

Der Noble-Test
Der Patient befindet sich in Rückenlage. Das Knie wird im 90° Winkel zur Hüfte angehoben. Anschließend wird manueller Druck auf den lateralen Femurepikondylus ausgeübt und zeitgleich das Knie gestreckt. Ein positiver Noble-Test ist dann gegeben, wenn ein Schmerzreiz entsteht, während sich das ITB über den Femurepikondylus bewegt, was etwa bei 30° Kniebeugung eintritt. (Rosenthal, 2008, S. 108)

Der Ober-Test

Der Patient befindet sich seitlich in liegender Position. Das obere, betroffene Knie wird im 90° Winkel gebeugt und anschließend abduziert (abgespreizt). Aus dieser Position wird das Bein so weit wie möglich adduziert (angelegt). Positiv ist der Test, wenn während der Adduktion ein Schmerzreiz entsteht. (Rosenthal, 2008, S. 108)

Laufanalyse

Bei der Durchführung einer Laufanalyse können eine vermehrte Hüftadduktion, eine vermehrte Hüftinnenrotation oder eine Beckenkippung zur Schwungbeinseite sowie eine enge Spurbreite beobachtet werden. REUTER (2020) stellt jedoch fest, dass nicht jeder Läufer mit nicht-optimalem Bewegungsmuster auch zwangsläufig Beschwerden entwickelt. Demzufolge ist die Interpretation von biomechanischen Auffälligkeiten nur in Kombination mit den anderen Diagnosetests zielführend. (Reuter, 2020, S. 210–211)

Eine verbesserte Differenzialdiagnose bestehe nach ROSENTHAL (2008) in der Kombination von Noble- und Ober-Test zu einem kombinierten Spezialtest. (Rosenthal, 2008, S. 108)

Grundsätzlich werden die vorgestellten Untersuchungsmethoden als ausreichend für die Diagnose angesehen. Weiterhin besteht die Möglichkeit einer Magnetresonanztomographie (MRT), einem bildgebenden Verfahren, bei dem als Hinweis auf ein ITBS eine Flüssigkeitsansammlung entlang des ITB sowie in schwerwiegenden Fällen ein Knochenmarksödem im Femurkondylus sichtbar sein kann. (Schueller-Weidekamm, 2010, S. 451)

2.3 Behandlungsmethoden

Die Behandlung des Tractus Syndroms erfolgt bislang nicht standardisiert. (Reuter, 2020, S. 211) Es bestehen unterschiedliche Behandlungsansätze, die auf die unklaren Ätiologie des ITBS zurückzuführen sind.

Im Allgemeinen wird empfohlen, die schmerzauslösenden Belastungen zu vermeiden. (Hutterer, 2018, S. 2) Eine Ruhigstellung des Patienten sei jedoch nicht zielführend. Im Gegenteil werde aus den Erkenntnissen aktueller Studien die Anwendung aktiver Trainingsprogramme empfohlen. Deshalb kann bereits in der akuten Phase die periartikuläre Hüftmuskulatur trainiert werden. (Reuter, 2020, S. 211) Insbesondere kräftigende Übungen der Rumpf- und Glutealmuskulatur sowie ein spezifisches Beinachsentraining unterstützt die Heilung. Das Training sei jedoch so zu gestalten, dass die keine Schmerzen eintreten. (Hutterer, 2018, S. 2–3)

Physiotherapeutische Maßnahmen, wie beispielsweise die Querfriktion, werden häufig angewandt, obwohl diese nach HUTTERER (2018) kaum zusätzliche Effekte aufzeigen. Ebenso werden Kälte- oder Wärmebehandlung in die Therapie einbezogen, um den Schmerz zu lindern und die strukturelle Reizung positiv zu beeinflussen. Jedoch gibt es HUTTERER (2018) zufolge auch hierfür keine gute Evidenz. (Hutterer, 2018, S. 2)

Weitere passive Trainingsmethoden, wie beispielsweise die Triggerpunkt-Therapie, kommt ebenfalls als Behandlungsmethode zum Einsatz, wobei die Studienlage zur Effektivität bisher sehr gering ist. (Reuter, 2020, S. 211)

Zudem kommen OWEN (2020) zufolge aktuelle Untersuchungen zum Ergebnis, dass detonisierende, also spannungssenkende Maßnahmen die Heilung des Tractus Syndroms nicht begünstigen. Demnach steigert eine erhöhte Spannung des ITB sogar die Funktionalität und senkt das Schmerzniveau. (Owen et al., 2020, S. 18)

HUTTERER (2018) gibt mit konservativen Methoden einen Behandlungserfolg innerhalb von 8 – 12 Wochen an. (Hutterer, 2018, S. 2) Sofern eine ergänzende medikamentöse Behandlung durchgeführt werden soll, zeigen anti-inflammatorischen und analgetischen Präparaten gute Erfolge. Beim Auftreten von Beschwerden im Alltag, wird eine Behandlung mit nicht-steroidalen Antirheumatika (NSAR) oder Antiphlogistika empfohlen. (Hutterer, 2018, S. 2) Ausgehend von einer Entzündung infolge einer repetitive Reibung liegt die

Vermutung nahe, dass eine Behandlung mit Medikamente nur in Kombination mit einer Ordnungstherapie zielführend ist.

In weiteren aktuellen Studien wurde die ultraschallgesteuerte Injektion von Botulinumneurotoxin-A zur Heilung des ITBS untersucht. Über eine Beobachtungsdauer von 5 Jahren konnte bei den Probanden eine anhaltende Besserung festgestellt werden. Die Replikation der Ergebnisse ist noch ausstehend. (Walter, 2016, S. 20) (Walter, 2017, S. 16)

Die Einnahme von Kortison stellt eine weitere medikamentöse Behandlungsmethode dar. Bisher haben Untersuchungen ergeben, dass damit kurzzeitig gute Effekte erzielt werden können. Mittel- bis langfristig ist die Wirkung jedoch sehr gering und Gewebsdegenerationen können die Folge sein. (Hutterer, 2018, S. 3)

Somit kann aus diesen Studien abgeleitet werden, dass eine medikamentöse Behandlung zwar eine Schmerzlinderung bewirkt, allerdings die Ursache nicht behoben wird und bei erneuter Belastung zu einem rezidivierenden Verlauf führen kann.

Sofern die milderen Maßnahmen keine Heilung bewirken, ist auch ein operativer Eingriff, bei dem eine Spaltung des ITB bzw. bei Problemen an der Hüfte eine Z-förmige Spaltung des Tractus vorgenommen wird, möglich. Zudem können dabei entzündliche Schleimbeutel entfernt werden. Diese Behandlung zeigt nach aktueller Studienlage gute Ergebnisse. (Hutterer, 2018, S. 3)

Insgesamt werden bereits verschiedene Behandlungsmethoden für das Tractus Syndrom angewandt. Im Bereich der Komplementärmedizin bestehen nach aktuellem Stand keine validen Untersuchungen über den Behandlungserfolg naturheilkundlicher Verfahren beim Tractus Syndrom. Potenzielle Untersuchungsfelder sind hier beispielsweise die Anwendung der Akupunktur sowie unter den ausleitenden Verfahren das Cantharidin-Pflaster und das Braunscheidtieren. Diese Verfahren werden bereits zur Behandlung von Bänder- und Sehnenverletzungen eingesetzt. Ebenfalls werden sehr erfolgreich bei Entzündungen bereits Arnikablüten und Beinwellwurzel/-kraut angewandt.

(Schmiedel et al., 2017, S. 861–865) Inwieweit die beispielhaft genannten naturheilkundlichen Behandlungsmethoden auch einem rezidivierenden Verlauf entgegenwirken und die Ursache beheben, kann Bestandteil weiterer Untersuchungen sein.

3 Fazit und Ausblick

Die ersten Studien zum Tractus Syndrom wurden bereits 1975 durchgeführt. Obwohl die Ursache des ITBS bislang nicht eindeutig geklärt werden konnte, sind Faktoren bekannt, welche die Entstehung begünstigen. In der Auseinandersetzung mit der Thematik ist aufgefallen, dass ebenso internationale Studien keine eindeutigen Erkenntnisse zur Ätiologie hervorbringen.

Die Diagnose erfolgt durch die Anamnese sowie anhand motorischer Testverfahren. Die Testverfahren ermöglichen auch in der täglichen Praxis eine zuverlässige Feststellung der Erkrankung.

Zusammenfassend kann festgestellt werden, dass verschiedene Behandlungsmethoden von allgemeinen Anweisungen zu Verhaltensweisen über medikamentöse Behandlung bis hin zum operativen Eingriff, bestehen.

Festzustellen ist, dass die überwiegende Anzahl der hier vorgestellten Behandlungsmethoden zu einer Besserung und gar Heilung des ITBS führen.

Der Raum für weitere Studien ist gegeben. Insbesondere die Klärung der Ätiologie und der Einsatz weiterer komplementärer Behandlungsmethoden, stellen weitere interessante Forschungsgebiete dar.

Literaturverzeichnis

Baker, R. L., Souza, R. B. & Fredericson, M. (2011). Iliotibial band syndrome: soft tissue and biomechanical factors in evaluation and treatment. *PM & R : the journal of injury, function, and rehabilitation*, *3*(6), 550–561. https://doi.org/10.1016/j.pmrj.2011.01.002

Bierbach, E., Bernig, W., Christ, G., Germann, P., Gößmann, S. & Guzek, B. (Hrsg.). (2019). *Naturheilpraxis heute: Lehrbuch und Atlas : mit über 1300 Abbildungen* (6. Auflage). Elsevier. http://shop.elsevier.de/978-3-437-55222-9

Fairclough, J., Hayashi, K., Toumi, H., Lyons, K., Bydder, G., Phillips, N., Best, T. M. & Benjamin, M. (2006). The functional anatomy of the iliotibial band during flexion and extension of the knee: implications for understanding iliotibial band syndrome. *Journal of anatomy*, *208*(3), 309–316. https://doi.org/10.1111/j.1469-7580.2006.00531.x

Fredericson, M. & Wolf, C. (2005). Iliotibial band syndrome in runners: innovations in treatment. *Sports medicine (Auckland, N.Z.)*, *35*(5), 451–459. https://doi.org/10.2165/00007256-200535050-00006

Hutterer (2018). Biomechanical risk factors associated with iliotibial band syndrome in runners: a systematic review. *Dossier der Sportmedizin*, *69*(4). https://doi.org/10.1186/s12891-015-0808-7

Knisel (18. Mai 2018). Freiburger Knorpeltage vom 19.–20.1.2018. *Manuelle Therapie,* 2018/22(3), S. 104–107.

o.A. (2010). Laufen hat eine ganze Reihe von Vorteilen. *Ärzte Zeitung*(193), 14.

Owen, P. J., Hangai, M., Kaneoka, K., Rantalainen, T. & Belavy, D. L. (2020). Mechanical loading influences the lumbar intervertebral disc. A cross-sectional study in 308 athletes and 71 controls. *Journal of orthopaedic research : official publication of the Orthopaedic Research Society*(9/20), S. 18.

Pabst & Putz. (2000). *Sobotta. Atlas der Anatomie des Menschen.* http://www.elsevier-data.de/rochelexikon5a/pics/s38939.012-1.html

Reuter, S. (2020). *Angewandte Sportphysiotherapie - Untere Extremität.* Springer Berlin Heidelberg. https://doi.org/10.1007/978-3-662-62052-6

Rosenthal, M. D. (2008). Clinical testing for extra-articular lateral knee pain. A modification and combination of traditional tests. *North American Journal of Sports Physical Therapy : NAJSPT*, *3*(2), 107–109.

Schiebler, T. H. & Korf, H.-W. (2007). *Anatomie: Histologie, Entwicklungsgeschichte, makroskopische und mikroskopische Anatomie, Topographie ; unter Berücksichtigung des Gegenstandskatalogs* (10., vollständig überarbeitete Auflage). Steinkopff Verlag.

Schmiedel, V., Augustin, M., Altner, N., Bischoff, H.-P., Bischof, S. & Berz, R. (Hrsg.). (2017). *Leitfaden Naturheilkunde: Methoden, Konzepte und praktische Anwendung* (7. Auflage). Elsevier.

Schueller-Weidekamm, C. (2010). Langzeiterfolg und Risiko der Marathonläufer [Long-term success and risk for marathon runners]. *Der Radiologe*, *50*(5), 444–452. https://doi.org/10.1007/s00117-009-1938-4

Schulze, P. & Donalies, C. (2008). *Anatomisches Wörterbuch: Lateinisch-Deutsch / Deutsch-Lateinisch* (8. Aufl.). Thieme. http://ebooks.ciando.com/book/index.cfm/bok_id/15699

Schwarz, J. (2022, 24. Januar). *Impingement-Syndrom.* https://www.netdoktor.de/krankheiten/impingement-syndrom/

Shamus, J. & Shamus, E. (2015). The Management of Iliotibial Band Syndrome with a multifaceted approach: a double case report. *International Journal of Sports Physical Therapy*, 378–390.

Walter, U. (2016). Läufer-Knie erfolgreich mit BoNT behandeln. *DNP - Der Neurologe und Psychiater*, *17*(11), 20. https://doi.org/10.1007/s15202-016-1461-1

Walter, U. (2017). Erste Langzeitstudie: Botulinumtoxin bessert Läuferknie. *Orthopädie & Rheuma*, *20*(1), 16. https://doi.org/10.1007/s15002-017-1059-9

Wilczyński, B., Zorena, K. & Ślęzak, D. (2020). Dynamic Knee Valgus in Single-Leg Movement Tasks. Potentially Modifiable Factors and Exercise Training Options. A Literature Review. *International Journal of Environmental Research and Public Health*, *17*(21). https://doi.org/10.3390/ijerph17218208

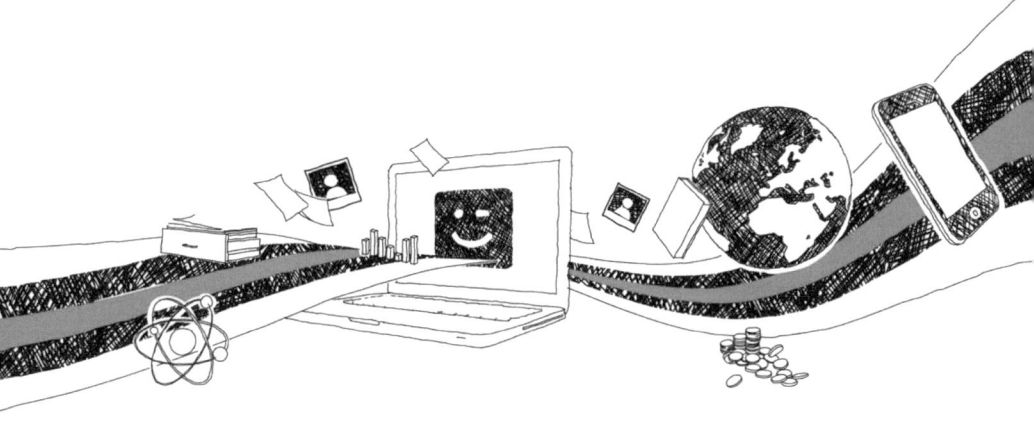
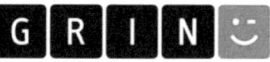